AF384979

UTILITÉ DE LA RÉVULSION

DANS LES

AFFECTIONS AIGUES

DE LA

MOELLE

PAR

Charles CALLAIS

Docteur-médecin de la Faculté de Paris,
Ancien externe des hopitaux,
(Médaille de bronze de l'Assistance publique).

PARIS

A. PARENT, IMPRIMEUR DE LA FACULTÉ DE MÉDECINE

A. DAVY, successeur

52, RUE MADAME ET RUE MONSIEUR-LE-PRINCE, 14

1885

UTILITÉ DE LA RÉVULSION

DANS LES

AFFECTIONS AIGUES

DE LA

MOELLE

PAR

Charles CALLAIS

Docteur en médecine de la Faculté de Paris,
Ancien externe des hopitaux,
Médaille de bronze de l'Assistance publique.

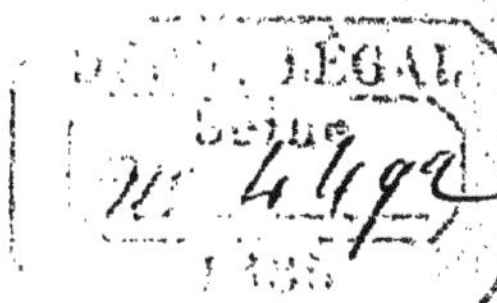

PARIS

A. PARENT, IMPRIMEUR DE LA FACULTÉ DE MÉDECINE

A. DAVY, successeur

52, RUE MADAME ET RUE MONSIEUR-LE-PRINCE, 14

1885

A LA MEMOIRE DE MON PÈRE

A MA MÈRE

A MA GRAND'MÈRE

A MA SŒUR, A MON BEAU-FRÈRE

MEIS ET AMICIS

A LA MEMOIRE DE MON PÈRE

A MA MÈRE

A MA GRAND'MÈRE

A MA SŒUR, A MON BEAU-FRÈRE

MEIS ET AMICIS

A MON PRÉSIDENT DE THÈSE

M. LE PROFESSEUR PETER

A M. LE PROFESSEUR JACCOUD

A M. LE DOCTEUR LANCEREAUX

A M. LE PROFESSEUR RICHET

A M. LE DOCTEUR TERRIER

A M. LE DOCTEUR THÉOPHILE ANGER

A M. LE DOCTEUR HENRI RICHARDIÈRE
Interne; médaille d'or des hôpitaux (1885).

UTILITÉ DE LA RÉVULSION

DANS LES

AFFECTIONS AIGUES DE LA MOELLE

« L'observation qui est le point de départ de ce travail démontre victorieusement la toute puissance de la révulsion dans les maladies *aiguës et récentes* de nature évidemment congestive, c'est-à-dire là où il n'y a encore que de l'hyperémie et où la *lésion* n'est pas encore constituée.

« La révulsion, actuellement méconnue et même conspuée par certains jeunes médecins, enraye l'*acte* qu'on appelle *hyperémie* ou fluxion, et s'oppose à la réalisation du *fait* qu'on appelle la *lésion* ». (*Telles sont les propres paroles de M. le professeur Peter.*)

Que M. le professeur Peter veuille bien agréer l'expression de notre reconnaissance pour la bienveillance qu'il nous a témoignée. L'idée de ce travail a été puisée dans son service, et nous remplissons un devoir en lui offrant nos remerciements.

———

INTRODUCTION.

L'idée de dériver vers l'extérieur une affection des organes profonds est aussi vieille que la médecine. La théorie des métastases, si fort en honneur autrefois, et acceptée encore aujourd'hui par beaucoup de médecins, devait tout naturellement conduire à une thérapeutique capable de reproduire ce que la nature réalisait spontanément. Aussi les agents révulsifs sont ils nombreux et il n'est peut-être pas de maladie au traitement de laquelle on ne les ait appliqués, sous l'empire d'idées théoriques plus ou moins justifiées.

Les affections du système nerveux ont été et sont encore privilégiées à ce point de vue. Le séton, les moxas, le cautère actuel, les frictions excitantes, l'hydrothérapie sont journellement utilisés dans leur traitement, même par ceux qui ont abandonné ces moyens pour ce qui concerne la pathologie ordinaire. Cependant, comme certains esprits se refusent systématiquement à admettre l'utilité de la médication révulsive, il nous a paru intéressant de rechercher si elle mérite bien réellement l'ostracisme qui la frappe, par suite sans doute de la persistance de la réaction contre les idées de Broussais qui est la caractéristique de la thérapeutique depuis bientôt cinquante ans.

Nous croyons qu'entre l'exclusion absolue de la méthode et son application toujours et quand même, il y a place pour un juste éclectisme. Au début de toute affection inflammatoire, il y a un élément congestif, une hyperémie active. C'est le premier stade du processus morbide. On peut dès lors espérer qu'en combattant cette fluxion, on pourra enrayer la marche ultérieure du désordre organique.

Nous n'avons ni l'intention, ni la possibilité de passer en revue toute la neuropathologie. Nous laissons à d'autres le soin de rechercher, dans chaque maladie du système nerveux, les indications et les contre-indications des révulsifs. Notre objectif est beaucoup plus restreint. Certaines myélites aiguës et subaiguës nous ont paru curables, et dans les cas où nous avons pu constater soit une amélioration, soit même une complète *restitutio ad integrum*, les agents dérivatifs avaient été employés dès le début avec vigueur. Leur influence heureuse est surtout évidente pour le malade de M. le professeur Peter dont on trouvera l'observation plus loin.

Nous ne croyons pas utile de reproduire ici ce que les livres renferment au sujet de la révulsion. Nous dirons seulement que, pour nous, il convient de placer à côté des révulsifs les agents dits antiphlogistiques, tels que les applications de sangsues et de ventouses scarifiées. On peut également y joindre la faradisation de la peau, dont les effets sont entièrement assimilables à ceux des révulsifs proprement dits.

HISTORIQUE

Si nous avions à retracer l'historique de la médication révulsive en général, les matériaux ne nous
feraient pas défaut. Sans remonter jusqu'aux débuts
de l'art médical, sans rechercher dans les œuvres
d'Hippocrate et des médecins plus récents, tels que
Galien et Celse, les moyens dérivatifs employés
dans l'antiquité, il nous serait facile de mettre à
contribution les travaux des auteurs modernes. La
thèse de Maurice Raynaud est très riche en renseignements de cet ordre. Mais, en ce qui concerne le
point de vue un peu plus restreint auquel nous nous
plaçons, il n'en est plus de même, et ce n'est que
dans des publications tout à fait récentes que nous
avons pu rencontrer quelques documents.

Appliquée aux maladies cérébrales, la révulsion
est chose déjà ancienne. Le séton était fort en honneur chez les médecins du siècle dernier et les modernes ne l'ont pas entièrement abandonné. Mais
les maladies de la moelle ne sont bien connues que
depuis peu d'années ; aussi est-ce en vain qu'on re-
chercherait dans les auteurs un peu anciens quelques indications sur leur thérapeutique. Seule peut-
être, la myélite traumatique était, nous ne dirons
pas connue, mais soupçonnée par les chirurgiens,

Les affections aiguës spontanées de l'axe spinal n'ont été bien décrites que par Olivier (d'Angers), dans son premier mémoire présenté à l'Académie des sciences, et plus tard dans son livre publié en 1837. Mais ces études, très remarquables pour l'époque, étaient loin de comporter la précision que recherchent aujourd'hui les neurologistes.

Duchenne (de Boulogne) fit faire à la thérapeutique des affections médullaires un grand pas, en réglementant l'emploi de l'électricité. Son admirable livre ne contient d'ailleurs presque rien qui s'applique aux moyens révulsifs ordinaires. Mais la faradisation cutanée, à laquelle il consacre un chapitre important, peut, à juste titre, être considérée comme un de ces moyens.

Presque tous les pathologistes ont recours à la méthode dérivatrice dans le traitement des affections médullaires. Cependant il en est un, et non des moins autorisés, qui la rejette absolument. Nous voulons parler de Leyden.

Cet auteur, dans son *Traité des maladies de la moelle épinière*, s'exprime ainsi : « Le fer rouge, les « moxas étaient jadis mis en usage dans presque « tous les cas, et, de nos jours, on y a encore re- « cours bien souvent. Les avantages de ces agents « révulsifs ne sont pas bien démontrés, tandis qu'on « les a vus occasionner des aggravations ; de plus, « ils font souffrir le malade, qui est déjà bien assez « tourmenté et incommodé par le fait même de son

« mal. Nous ne saurions donc en conseiller l'em-
« ploi. »

Nous devons dire, à la vérité, que Leyden est seul
de son avis. Hammond préconise hautement les révulsifs, surtout la cautérisation, qui, dit-il, « occupe
« la première place ». Il en est de même de M. le
professeur Charcot, qui joint toujours un traitement
externe aux agents médicamenteux ordinaires.

MM. Landouzy et Déjerine, ainsi que M. Rendu,
y ont eu également recours dans les cas que nous
citons plus loin. Le dernier auteur s'en loue hautement.

M. le professeur Peter attache la plus grande im-
portance à l'emploi de la révulsion dans la thérapeutique des affections aiguës de la moelle épinière.
Il s'en est toujours bien trouvé dans sa pratique, et
n'a jamais vu les inconvénients signalés par Leyden. Dans son enseignement hospitalier, il a plus
d'une fois montré les heureux effets d'une révulsion
méthodiquement appliquée dans le traitement d'une
myélite à son début. M. Peter professe que bien des
scléroses médullaires pourraient être enrayées, si,
dès leur début, alors que la sclérose n'est pas encore
constituée, et que l'affection en est encore à la période d'inflammation conjonctive, on leur opposait
un traitement dérivatif énergique.

On voit que nous sommes loin de l'appréciation
pessimiste de Leyden. Ce dernier auteur ne dit pas,
d'ailleurs, exactement sur quels faits il s'appuie.

Pour terminer cette revue, nous signalerons le chapitre consacré à l'emploi des révulsifs dans affections de la moelle par M. Dujardin-Beaumetz, qui, lui aussi, est un partisan convaincu de la thérapeutique révulsive.

OBSERVATIONS.

Méningo-myélite diffuse aiguë traitée et guérie par la médication révulsive. (Observation communiquée par le Dr H. Richardière, interne, médaille d'or des hôpitaux.)

La nommée Pug... entre à l'hôpital de la Charité, dans le service du professeur Peter, le 24 avril 1885, pour se faire soigner d'accidents nerveux, graves, d'origine récente.

Son père et sa mère sont morts l'un à 45 ans, l'autre à 46 ans, très probablement tous les deux de tuberculose pulmonaire. C'est une femme intelligente, vigoureuse, bien constituée. A 18 ans, elle a été soignée pour une chloro-anémie qui a duré six mois. Elle n'a jamais eu d'autre maladie.

Dans ces derniers temps, elle a rendu visite à un enfant qui est mort du croup il y a trois semaines. Mais à la suite de cette visite elle n'a pas eu d'angine. Elle n'a d'ailleurs jamais eu de maladie à évolution aiguë. Elle est sobre ; l'alcoolisme ne saurait être mis en cause. Elle n'a jamais présenté d'accident hystérique. Elle n'a jamais eu d'attaque de nerfs, ni de convulsions. Elle n'a pas de clou hystérique, pas d'ovaralgie. *Pas de syphilis.* Pug... s'est mariée deux fois. La première fois à 25 ans ; elle a eu deux enfants de son premier mariage. L'aîné est âgé de 7 ans, le second de 4 ans. Ses couches se sont bien passées. Ses deux enfants, que nous avons vus, sont rachitiques.

Veuve depuis 4 ans, Pug... a contracté un second mariage il y a douze jours, c'est-à-dire le 17 avril, et c'est le lendemain même de ce second mariage qu'ont débuté les accidents pour lesquels elle entre à l'hôpital. La journée du 17 avril (le jour du second mariage) s'est passée sans incidents. Notre malade se sentait seulement un peu fatiguée. Le lendemain, en se réveillant, elle éprouvait quelques fourmillements dans le pied droit. Elle put cependant se lever et vaquer à ses occupations. Dans la journée sa vue devint trouble. Ces accidents l'inquiétèrent vivement et elle fit part à son mari de ses craintes d'être paralysée.

Le 19, elle était incapable de se lever. La marche était devenue impossible, elle souffrait violemment de la tête et le long de la colonne vertébrale. Elle avait des élancements douloureux dans les membres inférieurs. On aurait dit, raconte-t-elle, qu'on lui tordait les chairs. Le soir de ce même jour elle ressentait les mêmes élancements dans les membres supérieurs. Un médecin qu'elle fit appeler prescrivit un traitement anodin, et les accidents continuèrent jusqu'au 23 avril. Ce jour-là elle s'aperçut que sa parole s'embarrassait; elle se décida alors à se faire porter à l'hôpital.

Au moment de son entrée à l'hôpital Pug...

n'avait pas de fièvre. La température ne dépassait pas et n'a jamais dépassé 37°,5, son pouls était régulier à 80 pulsations, sa respiration était calme. Elle avait complètement perdu l'appétit. L'intelligence était intacte, les réponses faciles et précises. Pug... était très inquiète de son état et répétait qu'elle ne se relèverait pas de cette maladie.

Elle se plaignait de douleurs sous forme de crampes dans les membres supérieurs et inférieurs, dans la nuque.

Il existait des douleurs spontanées et provoquées par la pression le long de la colonne vertébrale, principalement au niveau des troisième et quatrième vertèbres dorsales, de la deuxième cervicale, de l'occiput.

Les membres inférieurs étaient presque complètement paralysés. La malade ne pouvait soulever le gauche du plan du lit. Elle élevait le droit à 5 centimètres. Elle ne pouvait s'opposer à la flexion, ni à l'extension de la jambe sur la cuisse, de la cuisse sur le tronc. La station debout et, à plus forte raison, la marche étaient absolument impossibles.

Les membres supérieurs étaient parésiés. La malade serrait la main qu'on lui présentait, mais très faiblement, surtout à droite. Certaines paralysies musculaires disséminées enlevaient toute expression au masque facial. L'orbiculaire des lèvres était presque complètement paralysé ; la malade ne pouvait fermer la bouche qu'en s'aidant de ses doigts pour rapprocher les lèvres.

Elle n'ouvrait la bouche qu'à moitié, sa langue était mobile dans toutes les directions. Le voile du palais pouvait accomplir toutes ses fonctions. Il se contractait facilement.

Ces diverses paralysies gênaient considérablement la prononciation de certaines consonnes, des labiales entre autres. Elles retentissaient sur la déglutition gênée par la paralysie de l'orbiculaire des lèvres. Les liquides s'écoulaient par les commissures des lèvres. C'était là, d'ailleurs, la seule gêne de la déglutition motrice. Les liquides ne revenaient pas par le nez.

La malade avalait quelquefois de travers, mais comme le voile du palais était indemne, nous nous sommes demandé si ce fait ne tenait pas à une paralysie des élévateurs du larynx.

Pour en finir avec les muscles de l'expression faciale, il nous reste à dire que les muscles orbiculaires des paupières étaient parésiés et que la paralysie avait surtout frappé celui de l'œil gauche.

L'œil gauche était un peu tiré en dedans; ce fait démontrait la paralysie du nerf moteur oculaire externe gauche et expliquait le trouble de la vision. La malade voyait les objets confusément. Elle ne pouvait plus lire à distance, elle avait de la diplopie. Ces troubles de la vue remontaient au début même de la maladie.

Les pupilles étaient égales, ni rétrécies, ni dilatées.

Pour achever l'examen de la motilité, il nous res-

tait à voir quel était l'état de la contractibilité électrique.

Pendant la période aigüe, l'examen électrique a
été pratiqué journellement et nous a donné les renseignements suivants :

Le passage du courant, développé par l'appareil
d'induction faradique, était senti très faiblement.

Aux membres inférieurs, les muscles antérieurs
de la cuisse droite se contractaient seuls d'une ma-
nière normale.

Les muscles postérieurs de la cuisse droite, les
muscles de la cuisse gauche, de la jambe, du pied
du même côté, les muscles de la jambe et du pied
droits ne se contractaient pas. Ils restaient immobiles
quelle que soit la force du courant.

Les muscles des membres supérieurs réagissent
tous, mais faiblement.

A la face, impossibilité de faire contracter les orbiculaires des lèvres. Réaction très faible des deux
orbiculaires des paupières droite et gauche.

Les réflexes cutanés étaient abolis.

Il en était de même des réflexes rotuliens.

Le sens musculaire avait subi une atteinte sensible. Pug... avait de la difficulté pour dire quel
orteil, quel doigt on touchait ; elle confondait le cinquième orteil avec le quatrième, le troisième doigt
de la main avec le pouce et le petit doigt.

Tels étaient les troubles du système nerveux moteur.

La sensibilité était conservée dans ses trois modes.

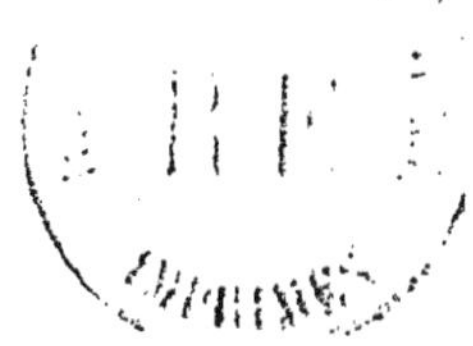

Peut-être même y avait-il un peu d'hyperesthésie à la piqûre ?

Il n'y avait pas d'eschares, pas de troubles trophiques, pas d'atrophie musculaire au début.

Nous avons signalé les troubles de la vision qui pouvaient être imputés à la paralysie motrice de la sixième paire. L'ouïe, l'odorat, la gustation étaient intacts.

Deux jours après son entrée à l'hôpital, les sphincters vésical et rectal, jusqu'alors intacts, se prenaient. La malade avait de l'incontinence des urines et des matières. Cette incontinence dura fort peu et deux jours après son début elle avait cessé.

M. le professeur Peter jugea la situation comme fort grave et institua un traitement énergique. Il s'adressa surtout à la médication révulsive.

Le premier jour, le 25 avril, il fit purger la malade.

Le deuxième, il lui fit faire des pointes de feu le long de la colonne vertébrale.

Le troisième, il ordonna l'application de ventouses scarifiées.

Le quatrième, il prescrivit dix sangsues.

Le cinquième, deux vésicatoires de 10 centimètres de longueur sur 4 centimètres de largeur.

Le sixième, il fit poser un séton à la nuque, et les jours suivants on badigeonna fortement avec de la teinture d'iode les parties latérales de la colonne vertébrale.

30 avril. La malade se plaint toujours d'éprouver

des douleurs vives dans les membres inférieurs et supérieurs. La nuque est très sensible. L'incontinence des urines et des matières n'existe plus.

Il y a progrès dans la motilité des membres inférieurs, Pug... peut lever le membre inférieur droit à 25 centimètres au-dessus du lit, le gauche à 5 centimètres. Elle remue les orteils, faiblement il est vrai, mais, trois jours avant, ce mouvement était absolument impossible.

La flexion de la jambe sur la cuisse est devenue possible à droite.

Les mains serrent un peu mieux. Les mouvements d'adduction des bras peuvent s'effectuer.

A la face, les phénomènes sont restés stationnaires.

2 mai. Encore des fourmillements dans les quatre membres. Au dynamomètre, la main droite serre de quinze divisions, la gauche de seize.

Le 3. L'amélioration persiste. Il existe encore des douleurs dans les membres. Elles sont un peu moins violentes, d'après ce qu'affirme la malade. Elles sont surtout ressenties pendant la nuit.

La difficulté pour fermer les yeux est toujours la même. Elle est moindre que pour fermer la bouche et articuler les sons.

Mesure du dynamomètre : main droite; 16 ; main gauche 18.

Le 4. L'œil droit se ferme assez bien. Sa bouche se ferme mieux à droite qu'à gauche. Il en résulte un peu l'apparence que donne une hémiplégie faciale frappant le côté gauche. Les réflexes rotuliens sont toujours abolis.

Le 5. La malade se plaint d'éprouver des crampes dans les muscles de la mâchoire. Elle ne peut encore siffler, chose qu'elle faisait parfaitement avant sa maladie.

Le strabisme interne du côté gauche existe encore.

Crampes dans les deux mollets.

Il semble exister un peu d'atrophie musculaire dans les membres inférieurs. La peau est flasque ; en la saisissant à pleine main, on voit qu'il existe un intervalle entre elle et les muscles sous-jacents.

Le 7. Encore quelques douleurs dans les membres inférieurs. Même expression faciale.

L'atrophie musculaire des membres inférieurs a fait des progrès sensibles. Les cuisses, les jambes sont émaciées. La peau est flasque, les masses musculaires peu consistantes.

Le 11. Le strabisme interne tend à disparaître. Il n'y a plus de diplopie.

La malade se trouve tout à fait bien, elle mange de bon appétit.

Les muscles des membres inférieurs sont très atrophiés. Cette atrophie fait des progrès de jour en jour malgré l'application des courants continus et interrompus commencée dès le 7 mai.

Le 15. Le strabisme a disparu. Il n'y a plus de douleurs dans les membres. La prononciation est beaucoup plus facile. La face conserve la même expression.

La malade lève assez facilement les membres inférieurs. Elle serre assez fortement les mains qu'on lui présente.

Le 18. Pug... peut se tenir debout. L'atrophie musculaire ne fait plus de progrès.

Le 20. Pug... se lève et fait quelques pas dans la salle.

L'amélioration va dès lors en s'accentuant de jour en jour à tel point que le 15 juin Pug... demande à sortir. Son état est alors le suivant :

A la face, hémiparésie des orbiculaires gauches de la bouche et des paupières.

Aux membres supérieurs les muscles ont recouvré une grande partie de leur force.

Au dynamomètre : main gauche, 25 ; main droite, 20.

Les muscles sont émaciés.

Ils réagissent bien sous l'influence des courants induits.

Aux membres inférieurs, la marche est possible. La malade fléchit bien les orteils, assez bien les jambes sur les cuisses et les cuisses sur le tronc. Il persiste néanmoins une véritable atrophie musculaire. Les membres inférieurs sont émaciés considérablement. La peau est flasque et ridée.

La contractilité électrique est revenue en partie, appréciable pour certains muscles (muscles antérieurs et postérieurs des cuisses), faible pour d'autres (muscles des mollets), nulle pour quelques-uns : (muscles de la région latérale interne des cuisses).

Pour résumer en quelques lignes l'observation de notre malade, nous pouvons donc dire que cette femme, jusque-là bien portante, a été atteinte, le lendemain même d'un événement important dans sa vie, de paralysie dans les membres inférieurs et de douleurs dans ces membres. La paralysie a gagné les membres supérieurs, quelques muscles de la face, en respectant la sensibilité générale et spéciale. Les muscles frappés de paralysie avaient perdu leur contractilité électrique.

Quelques jours après le début des accidents, les sphincters de la vessie et du rectum ont été frappés à leur tour. Sous l'influence d'un traitement révulsif des plus énergiques, les phénomènes paralytiques se sont arrêtés, se sont amendés et ont finalement disparu en partie. Mais, pendant la convalescence, il est survenu de l'atrophie musculaire dans les membres frappés. Cette amyotrophie a d'ailleurs été rapidement enrayée et la malade est sortie presque complètement guérie deux mois environ après le début de sa maladie.

M. Richardière faisait suivre cette observation de quelques réflexions que nous passons sous silence, car nous aurons l'occasion de les relever dans le cours de ce travail.

*Paralysie ascendante aiguë enrayée dans sa marche et suivie
de guérison.* (Observation communiquée à la Société clinique par M. le Dr Rendu, *Bulletin de la Société clinique,*
1881.)

Le nommé Pierre Mandé, âgé de 53 ans, se présente à la
consultation de l'hôpital Tenon, le lundi 4 juillet 1881, pour
une paralysie récente des membres inférieurs. C'est un homme
robuste et bien constitué, qui, jusqu'à présent, a toujours
joui d'une bonne santé. A deux reprises seulement, il a été
malade : d'une pneumonie dans son enfance et d'une angine
couenneuse dans sa jeunesse. Cette dernière affection s'est
comportée d'une façon bénigne et sans entraîner aucune com-
plication paralytique à sa suite. Les parents de cet homme
n'ont jamais été atteints de maladies nerveuses ; lui-même
n'a point eu la syphilis et il affirme n'avoir jamais fait d'ex-
cès vénériens. Il ne paraît pas entaché d'alcoolisme et n'a
point eu de troubles nerveux ou gastriques imputables à cette
origine.

Exerçant le métier de monteur en bronze, il a été obligé,
il y a deux ans, de renoncer à sa profession en raison de
l'affaiblissement de sa vue qui le gênait pour faire des travaux minutieux. Depuis lors, il est journalier, traînant une
petite charrette à bras et soumis à une fatigue musculaire
beaucoup plus grande. Dans les trois semaines qui précédent son entrée à l'hôpital, il a, paraît-il, été obligé de faire
une besogne plus pénible que d'habitude, et s'est beaucoup
fatigué.

Le mercredi, 28 juin, après une journée de travail fort rude,
il se sent envahi par une lassitude générale et ressent dans
les jambes une pesanteur insolite, mais sans fourmillements,
ni crampes, ni douleurs. La marche est toujours possible,
seulement les jambes sont lourdes et la fatigue extrême. Il
n'existe d'ailleurs aucune fièvre appréciable.

Du jeudi au lundi, augmentation progressive de la faiblesse

des membres inférieurs. Le samedi, la marche est possible avec l'aide d'une canne. Le lundi (cinquième jour à partir du début des accidents), le malade est obligé de s'appuyer sur le bras d'un voisin pour se soutenir; il met près de deux heures pour venir de Belleville à l'hôpital Tenon.

Au moment de son entrée, nous constatons l'état suivant :

Le malade se plaint d'une lourdeur excessive des membres inférieurs, il a de l'engourdissement et des fourmillements dans les deux pieds; depuis deux jours, il éprouve des douleurs constrictives des mollets. Il lui semble également, depuis quelques heures, que les membres supérieurs sont comme embarrassés et plus lourds que de coutume.

Lorsqu'on fait lever le malade, c'est à peine si, avec l'aide de deux personnes, il peut se tenir sur ses pieds; ses jambes fléchissent sous lui, et, malgré toute son énergie, il ne peut se fixer dans la station verticale. Veut-il avancer, il lance ses membres à droite et à gauche, d'une façon désordonnée, à la façon des ataxiques; mais au lieu de déployer de la force dans ses mouvements, comme un ataxique véritable, il n'arrive qu'à traîner la jambe, laquelle reste flasque et inerte. Dans le décubitus horizontal, cependant, les mouvements sont possibles et même faciles; cette disproportion entre l'attitude couchée est telle, qu'au début la question de simulation se posa, à cause de l'intégrité de la santé générale et de l'absence complète de fièvre.

Dès le lendemain (mardi, 5 juillet), cependant, le doute n'est plus possible, quant à la réalité d'une affection médullaire. Le malade ne peut absolument plus se tenir debout, et, quand il est couché, il éprouve une réelle difficulté à soulever la jambe au-dessus du plan du lit. En même temps, pour la première fois, il accuse des douleurs dans la région lombaire, d'abord légères et vagues, puis assez fortes pour causer une sensation de contriction pénible, et pour gêner le sommeil. Aux jambes, les douleurs des mollets persistent, ainsi qu'un engourdissement qui fait croire au malade que

son pied est enflé. Aux bras, les mêmes troubles fonctionnels
que la veille existent et se sont accentués : le malade ressent
des fourmillements au niveau des doigts et une diminution
de force réelle. La sensibilité générale est parfaitement intacte; les sensibilités réflexes paraissent un peu diminuées :
il n'y a pas de fièvre, l'appétit est conservé, mais moindre
que les jours précédents.

En présence de ces symptômes, le diagnostic de myélite
aiguë diffuse est posé, avec probabilité d'une extension rapide
aux régions supérieures de l'axe rachidien (20 ventouses scarifiées sont appliquées le long de la colonne vertébrale, et une
potion contenant 4 grammes de bromure de potassium pres-
crite pour les vingt-quatre heures).

Jeudi, 7 juillet. L'état général reste assez bon, mais les
symptômes fonctionnels se sont aggravés. Le malade peut à
peine mouvoir lentement ses jambes sur son lit, il lui est absolument impossible de les soulever; à plus forte raison ne
peut il les jeter à droite et à gauche, comme deux jours auparavant.

La paraplégie est presque complète : les mouvements des
orteils sont à peu près impossibles, au moins pour les muscles fléchisseurs des doigts. Les extenseurs, quoique moins
paralysés, le sont également. La jambe gauche paraît plus
faible que la droite. Les membres supérieurs se sont beaucoup
affaiblis; il se remue encore facilement, mais il lui est impossible de serrer avec force. Les douleurs rachidiennes,
quoique moins aiguës depuis les ventouses, persistent sous
forme de douleurs sourdes constrictives.

La vessie et le rectum ne sont point paralysés; la sensibilité reste intacte, mais la sensibilité réflexe est très diminuée.
Le réflexe tendineux du genoux n'existe pas, le réflexe crémas-
térien est net ; le redressement brusque du pied ne provoque
ni secousses, ni trépidation épileptoïde.

Même état le 8 juillet, avec aggravation. La paralysie est
absolue, sauf quelques mouvements de reptation de la jambe

droite ; les bras sont d'une faiblesse extrême : au dynamomètre, le malade ne donne que 30 kilog. à droite et 15 à gauche ; il se plaint d'engourdissement et de douleurs d'épaule.

Aujourd'hui, les muscles du tronc semblent se paralyser
à leur tour ; le malade ne peut ni s'asseoir, ni même se re-
dresser dans son lit ; il a une sensation de constriction cervicale. Les douleurs de reins, pendant la nuit, ont été assez
fortes pour empêcher le sommeil. Enfin, symptôme fort in-
quiétant, le malade éprouve un certain degré de dysphagie
et une gêne réelle dans la respiration. Il semble que l'inflammation spinale gagne non seulement le renflement cer-
vical, mais s'avance vers le bulbe.

(Nouvelle application de 20 ventouses scarifiées le long de
la colonne vertébrale cervico-dorsale, injection sous-cutanée
d'une seringue d'ergotine aqueuse d'Yvon.)

9 juillet. Peu de changement. L'état général assez bon,
sans fièvre ni chaleur, mais les symptômes paralytiques ne
sont pas modifiés. Les jambes sont privées absolument de
mouvements.

Il n'y a toujours aucune rétention d'urine. Les membres
supérieurs restent lourds, mais sans aggravation.

La dysphagie et la dyspnée n'ont pas augmenté. Le réflexe rotulien est absolument aboli, bien que la sensibilité
générale n'ait point subi d'altération (il y a peut-être un peu
d'hyperesthésie au niveau des pieds). La seule amélioration
qu'accuse le malade est la diminution des fourmillements et
des douleurs rachidiennes.

Le 10 et le 11. La situation semble un peu meilleure ; il
n'y a d'aggravation d'aucun symptôme, quoique la paralysie
motrice soit toujours aussi accusée ; mais les phénomènes de
dysphagie et de dyspnée ont diminué ; les douleurs constrictives ne se font plus sentir ; ce qui domine, c'est la faiblesse
générale, qui s'est encore accentuée par les membres supérieurs (20 kilog. à droite au dynamomètre, 14 à gauche).

Le 12. On supprime le bromure de potassium et on le

remplace par une potion contenant 20 gouttes de teinture de noix vomique, à prendre dans les vingt-quatre heures.

Le 14. L'état du malade est décidément meilleur. L'appétit, un peu troublé les jours précédents, est revenu ; les bras semblent un peu moins lourds ; ils ont positivement plus de force (34 kilog. à droite et 17 à gauche). Le malade commence à remuer un peu les jambes dans le plan du lit, mais il ne peut encore mouvoir spontanément les orteils. Il ne peut pas non plus s'asseoir ni se remonter dans son lit.

Le 20. Le mieux persiste. Au dynamomètre, 32 kilog. à droite, 30 à gauche. Les forces reviennent aux membres inférieurs ; les jambes commencent à être soulevées au-dessus du lit, et quand le malade le veut, il peut mouvoir ses orteils. Tout symptôme subjectif de fourmillement a disparu.

1er août. Le malade commence à se lever avec l'aide d'une canne et d'un bras. Les membres supérieurs restent toujours faibles. On remarque, pour la première fois, des contractions fibrillaires très accusées dans les muscles fléchisseurs des avant-bras, ainsi que sur les éminences thénar. Sans qu'il y ait à proprement parler de l'atrophie, il existe un certain amaigrissement des masses musculaires. Les mêmes contractions fibrillaires se voient aux membres inférieurs ; elles s'exagèrent lorsqu'on percute localement les muscles ou qu'on souffle brusquement sur la surface correspondante de la peau.

La dose de teinture de noix vomique est portée à 30 gouttes par jour. En raison de l'absence de tout phénomène d'irritabilité spinale, on commence à électriser tous les deux jours les muscles des bras et des jambes avec un courant faradique faible. La contractilité électrique est très diminuée, mais non abolie ; la sensibilité électrique, au contraire, est conservée comme toutes les autres modalités de la sensibilité. A partir de ce moment, les progrès du malade sont très rapides. Dès le 4 août, il peut se lever seul et marcher à l'aide d'une canne ; le 11, il se passe de la canne et se tient

presque toute la journée debout dans la salle, mais il se fatigue assez vite. Les contractions fibrillaires des muscles
persistent bien qu'elles soient peut-être moins prononcées
que les jours précédents ; les forces reviennent graduelle-
ment. La contractilité électrique est toujours faible et les
muscles ne se tendent pas énergiquement sous l'impulsion
du courant faradique.

22 août. Les forces sont complètement revenues, les contractions fibrillaires du muscle se voient à peine ; l'énergie
musculaire des bras est à peu près ce qu'elle était avant sa
maladie ; il n'y a point d'atrophie des membres. Les jambes
sont encore faibles, mais la contractilité électrique est
bonne.

Le malade quitte l'hôpital le 29 août, complètement
guéri.

M. Rendu fait suivre cette observation des réflexions suivantes :

« J'insiste sur le traitement qui, j'en ai la con-
viction, a contribué dans une certaine mesure à enrayer la marche envahissante de l'affection spinale.
Dans l'hypothèse d'une myélite aiguë, encore à la
période congestive, j'ai eu recours à un traitement
franchement antiphlogistique. A trois jours de distance, 40 ventouses scarifiées ont été appliquées le
long de la colonne vertébrale ; en même temps, par
du bromure de potassium à haute dose et par des
injections sous-cutanées d'ergotine, je cherchais à
décongestionner la moelle. Plus tard, au contraire,
quand les phénomènes aigus spinaux eurent disparu,
et que toute menace du côté du bulbe parut conju-
rée, je prescrivis, d'abord avec beaucoup de pré-

cautions, puis à des doses progressivement crois-
santes, la teinture de noix vomique pour restituer à
la moelle son énergie fonctionnelle. Enfin, quand
tous les accidents me parurent enrayés, j'eus recours à la faradisation pour empêcher l'atrophie
musculaire qui me semblait imminente. Sans aucun
doute, j'ai eu affaire à un cas bénin, où les lésions
de l'axe gris n'étaient pas assez profondes pour ame-
ner des désordres irrémédiables ; mais j'ai la con-
viction que, si j'étais resté spectateur expectant, l'inflammation de la moelle aurait gagné le bulbe, et
que la mort du malade en eût été la rapide et iné-
vitable conséquence. »

RÉFLEXIONS.

Les deux observations qui précèdent nous montrent de la façon la plus évidente l'heureuse influence du traitement révulsif. En effet, dans l'observation publiée par M. le Dr Rendu, un traitement
antiphlogistique très énergique fut institué dès le
début. Des ventouses scarifiées furent appliquées
en assez grand nombre et à des intervalles rapprochés le long de la colonne vertébrale. Quarante
ventouses scarifiées le premier jour, et quarante
ventouses appliquées trois jours après, ne tardèrent
pas à atténuer les accidents inflammatoires. Il s'a-
gissait dans ce cas d'une paralysie ascendante aiguë,
dont la marche venait d'être enrayée : en effet, le
malade qui était entré à l'hôpital le 4 juillet 1881, en

sortit complètement guéri après trente deux jours
de traitement.

Dans le cas qu'il nous a été donné d'observer dans
le service du professeur Peter, nous avons pu nous
convaincre des résultats vraiment surprenants dus
à l'emploi des révulsifs les plus énergiques. M. Peter institua dès les premiers jours un traitement
très vigoureux, en variant les moyens : pointes de
feu le long de la colonne vertébrale, application de
ventouses scarifiées, sangsues, vésicatoires, séton.
Ce traitement amena une amélioration très rapide :
la méningo-myélite aiguë diffuse diagnostiquée
par le professeur Peter ne tarda pas à s'amender,
et la malade entrée le 24 avril 1885, put sortir de
l'hôpital le 15 juin, presque complètement guérie.

Nous ferons remarquer de plus qu'avant son entrée à l'hôpital la malade de M. Peter n'avait été
soumise à aucun traitement révulsif. Elle avait vu un
médecin de la ville qui lui avait prescrit un traitement anodin, et les accidents s'aggravaient de jour
en jour. La situation était d'une gravité exception-
nelle. On commence la médication révulsive, et immédiatement les symptômes diminuent d'intensité.
La *paralysie des sphincters* disparaît aussitôt. Il est
difficile d'admettre une simple coïncidence. On croi-
rait assister à une expérience de physiologie, tant
les faits sont précis, et l'amélioration suit rapidement l'emploi de la méthode./

Les deux faits si probants que nous venons de re-
later ne sont pas absolument isolés. En effet, quel-

ques observations recueillies dans les différents auteurs nous montrent que si dans tous les cas de myélite aiguë la guérison n'a pas été absolue, du moins une amélioration sensible s'est toujours montrée assez rapidement.

Nous avons trouvé dans l'excellent mémoire de MM. Landouzy et Déjerine (1) une observation communiquée par M. le professeur Charcot, et dont voici les principaux détails :

Il s'agit d'une femme de 30 ans qui présentait une paralysie et une atrophie généralisées à tous les muscles du corps : ces accidents avaient débuté par une paralysie temporaire du facial gauche. Le réflexe patellaire était aboli ; la contractilité faradique très altérée. On avait constaté l'intégrité de la sensibilité, des sphincters et de la nutrition de la peau. Ce cas se rapprochait donc des faits de paralysie spinale aiguë décrits par Landouzy et Déjerine (2).

La marche de la paralysie et de l'atrophie étant très rapides, M. Charcot fit mettre des pointes de feu le long du rachis, prescrivit l'hydrothérapie, et des courants faradiques furent appliqués tous les deux jours sur les muscles. La malade est sortie guérie au bout de sept mois. La guérison a été complète et définitive, car aucun accident nouveau ne s'est manifesté depuis quatre ans. Nous sommes donc autorisé à penser que, dans ce cas de myélite

(1) Des paralysies spinales à forme curable. Revue de médecine, 1882.

(2) Landouzy et Déjerine. Loc. cit.

aiguë, la révulsion produite à l'aide de pointes de feu appliquées sur la colonne vertébrale n'a pas été sans action sur la guérison rapide de la malade soignée par le professeur Charcot.

Hammond (1) rapporte également un fait de myélite aiguë partielle, intéressant la région dorsale inférieure, dans lequel il eut à se louer des cautérisations pratiquées à différentes reprises sur le rachis. Pendant cinq jours, Hammond fit faire deux cautérisations de chaque côté de la colonne vertébrale, au niveau du siège de la lésion. Durant les trente jours suivants il pratiqua deux cautérisations nouvelles. En même temps, il donnait de l'ergot de seigle à dose assez élevée. L'influence de ce traitement vigoureux se fit bientôt sentir : au bout d'un mois de traitement, la malade pouvait mouvoir ses membres inférieurs ; l'incontinence d'urine avait disparu, et le retour de la sensibilité cutanée était complet dans les parties antérieurement anesthésiées. En un mot, la malade recouvra rapidement la mobilité et la sensibilité. Aussi Hammond s'exprime-t-il en ces termes : « Dans ce cas, dit-il, si la guérison ne peut pas être donnée comme définitive, je me crois en droit d'affirmer que grâce à mon traitement, j'ai sauvé la vie de ma malade. »

M. *Comby* signale deux observations (2) qu'il a recueillies dans le service du professeur Proust, à

(1) Hammond. Traité pratique des maladies nerveuses; trad. par Labadie-Lagrave. Paris, 1876.

(2) Société clinique. Séance du 24 novembre 1881.

l'hôpital Lariboisière, et qui se rapproche beaucoup du cas signalé par M. Rendu : « Deux femmes, l'une âgée de 34 ans, l'autre de 18 ans, se trouvaient en même temps dans le service pour des accidents identiques.

« La première avait été prise, après un refroidissement très net, de parésie des membres inférieurs, bientôt étendue aux membres supérieurs et finalement généralisée ; la paralysie était exclusivement motrice, la sensibilité était intacte, la vessie et le rectum avaient échappé à la paralysie ; enfin il n'y avait pas de fièvre.

« La seconde malade avait présenté exactement les mêmes symptômes, avec cette particularité que la pasalysie avait débuté par les membres supérieurs.

Le diagnostic fut pour les deux cas : *paralysie spinale antérieure aiguë de l'adulte*. Le traitement consista en applications de pointes de feu le long de la colonne vertébrale, électrisation des muscles alternativement par les courants continus et interrompus.

La première malade fut prise au quatorzième jour d'accès de suffocation et mourut. L'examen de la moelle fait par M. Gombaut permit de constater des lésions très étendues, non seulement dans les racines antérieures, mais aussi dans la substance grise de la moelle.

« Quant à la seconde malade, elle se rétablit peu à peu, et recouvra l'intégrité de sa force et de ses mouvements ».

Nous voyons que si des deux malades observées par M. Comby, la première a succombé dès les premiers jours de sa maladie, on ne saurait incriminer l'inefficacité du traitement d'une façon générale. En effet, dans le cas qui nous occupe, les lésions examinées avec soin par M. Gombault étaient telles qu'il n'était pas possible d'espérer guérir la malade. Nous voyons, au contraire, que dans le second cas le traitement révulsif a été très efficace : la malade s'est, en effet, améliorée très rapidement, grâce aux applications de pointes de feu qui lui ont été faites. Cette observation, il est vrai, est bien moins concluante que les précédentes, car les renseignements nous manquent sur la durée du traitement employé.

M. le professeur *Vulpian* (1) relate dans ses Cliniques médicales de la Charité le cas suivant de myélite aiguë :

« Un peintre, âgé de 25 ans, entra dans son service pour de l'engourdissement et des fourmillements des membres inférieurs déterminés par le froid : on constata un peu d'atrophie et de paralysie. M. Vulpian posa le diagnostic de myélite aiguë légère *a frigore*. Il fit appliquer un vésicatoire dès les premiers jours, en même temps qu'il administrait de l'iodure de potassium à l'intérieur. Ce traitement n'ayant pas amené d'amélioration sensible, on pratiqua des cautérisations ponctuées de chaque côté de

(1) Vulpian. Clin. méd. de la Charité. Maladies du système nerveux (obs. LXXXVIII).

la colonne vertébrale : ces cautérisations furent faites à plusieurs reprises. Il en résulta une amélioration très notable, et le malade sortit en conservant à peine une légère parésie qui ne l'empêcha pas de reprendre son travail.

Les pointes de feu ont donc produit chez le malade de M. Vulpian un effet révulsif très favorable.

Si maintenant nous jetons un coup d'œil sur toutes les observations que nous venons de rapporter, nous voyons que presque tous les malades ont été soumis au traitement révulsif : ventouses scarrifiées, pointes de feu le long de la colonne vertébrale, vésicatoires, etc. Les résultats ayant été bons dans presque tous les cas, nous sommes autorisé à dire, avec le professeur Peter, que dans les myélites aiguës et récentes, la révulsion enraye l'*acte* qu'on appelle *hyperémie* ou *fluxion*, et s'oppose à la réalisation du *fait* qu'on appelle la *lésion*.

Les révulsifs proprement dits (ventouses, vésicatoires, pointes de feu, etc.) ne constituent pas la seule médication, et quelques auteurs vantent le traitement par l'électricité. C'est ainsi que dans la paralysie générale spinale antérieure subaiguë de Duchenne, affection caractérisée : 1° par l'affaiblissement et ensuite par l'abolition des mouvements volontaires, commençant par les membres inférieurs et se généralisant ensuite ; 2° par la perte de la contractilité musculaire dès le début ; 3° par l'atrophie en masse des muscles paralysés, Duchenne (de Bou-

logne) (1) insiste sur le traitement par la faradisation localisée et par le courant continu. Ce savant
auteur parle de la curabilité de cette variété de myélite ; cependant, dans les observations qu'il cite, il ne
signale aucun fait de guérison complète, mais il
note une amélioration assez marquée. Dans un
cas (2), sur les cinq qu'il rapporte dans son livre, il
observa un amendement notable dans les symptômes ; mais, lorsqu'il revit son malade cinq ans après
le début des accidents, bien qu'il y eût une amélioration très prononcée, il existait encore un degré
assez marqué de paralysie et d'atrophie dans les
deux avant-bras.

Goldtammer (3) a employé l'électricité dans les
deux cas de myélite aiguë. Dans le premier, il employa
les courants galvaniques le long de la colonne, faradiques sur les extrémités. Dans le deuxième, il fit
suivre au malade, pendant trois mois, un traitement
électrique. Les deux malades auraient été améliorés.
Il s'agissait d'une myélite aiguë, se rapprochant
beaucoup de l'affection décrite par Duchenne de
Boulogne, mais dont la marche avait été un peu plus
rapide.

Frey (4) cite aussi le cas d'une jeune fille de

(1) Duchenne (de Boulogne). De l'électrisation localisée,
3ᵉ édit., 1872.

(2) Duchenne. Loc. cit. Obs. LXXIII, p. 458-480.

(3) Goldtammer. Berliner Klin. Wochenschrift, 1870, nᵒ 23.

(4) Frey. Berliner Klin. Wochenschrift, 1874, nᵒˢ 44
et 45.

17 ans qui aurait été améliorée en quelques mois, à la suite d'un traitement par l'électricité, pour une paralysie générale spinale antérieure subaiguë.

Landouzy et Déjerine (2) pensent que l'électricité peut réussir dans certains cas de myélite se rapprochant de la forme décrite par Duchenne de Boulogne. Ces auteurs disent, en effet, qu'à côté de la paralysie générale antérieure subaiguë de Duchenne de Boulogne, il existe une paralysie générale antérieure aiguë, qui se distingue de la première par sa marche plus rapide; paralysie évoluant en quelques mois et pouvant se terminer par une guérison complète de tous les accidents paralytiques et atrophiques. Landouzy et Déjerine citent deux observations dans lesquelles on employa l'électricité avec succès : « Il faut, disent-ils, appliquer des courants continus de faible intensité sur la colonne vertébrale; mais c'est surtout au traitement direct des muscles qu'il faut avoir recours pour retarder l'atrophie (par faradisation directe et quotidienne). »

Nous voyons, d'après ces quelques faits, que l'électricité peut réussir dans un certain nombre de cas; mais nous estimons qu'en présence des résultats obtenus par M. Rendu d'une part, en présence surtout de la guérison obtenue si rapidement par M. le professeur Peter, grâce au traitement énergique qui fut institué dès le début (vésicatoires, pointes de feu, ventouses scarifiées), nous estimons,

(1) Landouzy et Déjerine. Loc. cit.

dis-je, que la préférence doit être donnée au traitement révulsif.

Nous allons maintenant examiner les différents moyens de produire la révulsion et en discuter la valeur. Mais auparavant, disons quelques mots de l'action physiologique du traitement révulsif en général.

ACTION PHYSIOLOGIQUE

Sommes nous en mesure d'expliquer l'action des révulsifs sur le système nerveux central? Les expé-riences de Vulpian, de Brown-Séquard permettent de répondre affirmativement. Comme tous les vais-seaux de l'organisme, les vaisseaux de la moelle sont soumis à l'influence des nerfs vaso-moteurs. Ici, le mode de fonctionnement de ces nerfs ne diffère pas de ce qu'il est ailleurs. De même que le froid agissant sur la périphérie du corps peut déter-miner des congestions viscérales profondes, de même certaines excitations périphériques sont le point de départ d'un réflexe inverse, qui a pour résultat la contraction des vaisseaux médullaires par excitation des vaso-moteurs, d'où une anémie relative de l'or-gane. Une brûlure de la peau, un pincement, une friction énergique, peuvent produire ce réflexe. Et, cela bien démontré, nous avons le droit de dire que l'excitant extérieur a une supériorité marquée sur les agents pharmaceutiques.

Il est un de ces derniers sur lequel on avait fondé les plus grandes espérances. Nous voulons parler du seigle ergoté, préconisé par M. Brown-Séquard. Or, comment agit ce produit? En déterminant la contraction des artérioles 'et en diminuant par suite l'afflux sanguin. Mais, outre que son action n'est pas toujours bien certaine, il a, pour les organes digestifs, des inconvénients que la révulsion ne présente certainement pas.

Il y a plus encore. La révulsion, en somme, reproduit fidèlement ce qui se passe au début de toute affection causée par une influence réflexe. Son action, en effet, est précisément du même ordre que celle qu'on invoque pour expliquer la genèse de certaines myélites aiguës. N'est-ce pas, comme nous le disions plus haut, un réflexe qui a été le point de départ de l'inflammation de la moelle, quand cette inflammation suit immédiatement l'exposition du corps à un froid brusque et intense? N'est-ce pas un réflexe qui fut l'origine de la paralysie spinale subaiguë dont parle Duchenne de Boulogne? Le fait nous paraît tellement clair, et en même temps si démonstratif, que nous n'hésitons pas à le reproduire ici, en le résumant.

Le malade qui fait le sujet de cette observation (1) âgé de 36 ans, vint se présenter à Duchenne avec des troubles de la locomotion résultant d'une ancienne atrophie musculaire. Nous passons sous silence les symptômes, qui n'offrent rien de particulièrement remarquable. Or, tous ces accidents avaient brusquement débuté à l'âge de 21 ans, à la suite d'une exposition à un froid violent : pour tenir un pari, il s'était couché nu dans la neige.

(1) Duchenne (de Boulogne). De l'électrisation localisée, 3e édit., p. 440, obs. LXXI.

N'est-ce pas enfin un réflexe génital qui a été la cause immédiate de la myélite dont a été atteinte la malade de M. Peter, qui fut prise de symptômes médullaires à la fin de sa nuit de noces? Et ces cas ne sont pas isolés. M. le professeur Bouchard, à propos de la communication de M. Rich rd ère à la Société clinique, disait se rappeler un jeune homme qui fut pris des mêmes accidents et dans les mêmes conditions.

ÉTUDE DES RÉVULSIFS.

Moxas. — Nous dirons peu de chose du moxa, fort délaissé aujourd'hui, et que nous n'avons vu utiliser dans aucun cas de myélite aiguë. Leyden en parle cependant dans le passage que nous avons cité. Mais son emploi n'est mentionné dans aucune de nos observations, et nous croyons inutile d'y insister plus longuement.

Séton. — Le séton mérite d'occuper une place plus considérable. Son utilité ne se borne pas, en effet, à quelques résultats heureux obtenus dans la cure de certaines affections cérébrales. Bien qu'on y ait recouru, surtout dans ce dernier cas, il est susceptible de rendre des services quand c'est la partie supérieure de l'axe spinal qui est lésée. Il fait partie des moyens mis en œuvre par M. le professeur Peter. Nous ne croyons pas que le succès obtenu dans ce cas si remarquable soit uniquement dû à son application. Mais, quand on songe à la puissante dérivation que peut produire un pareil agent thérapeutique, on ne peut s'empêcher de lui attribuer une part importante dans le résultat final.

Teinture d'iode. — Cette substance a été utilisée

par M. Peter. Nous ne savons quelle part il convient de lui attribuer dans ce succès. Mais, pour notre part, nous n'hésiterions pas à y avoir recours. En effet, son application est facile, bien supportée, et n'empêche pas d'employer d'autre moyen. Enfin, en plus de sa valeur comme révulsif, elle nous paraît pouvoir être de quelque utilité, grâce à l'iode qu'elle renferme, et dont une partie est certainement absorbée.

Vésicatoires.— Appliqués à des intervalles rapprochés, les vésicatoires ont une efficacité incontestable. On y a eu recours un très grand nombre de fois pour des cas analogues aux nôtres. A notre avis, M. Dujardin-Beaumetz a tort, quand il condamne en termes formels le vésicatoire comme dangereux pour les fonctions urinaires. « Les vésicatoires, dit-il « (*Leçons de clinique thérapeutique*, t. III, p. 285), « outre la dénudation du derme, amènent toujours « des troubles dans la miction, qui est elle-même « déjà profondément modifiée par la maladie de la « moelle. » Chez aucun de nos malades, on n'a noté de troubles vésicaux consécutifs à l'application de vésicatoires. Cependant, le reproche que M. Dujardin-Beaumetz adresse à la révulsion par les cantharides mérite d'être pris en sérieuse considération. Est-ce une raison suffisante pour rejeter sans appel un moyen utile, en somme, et facile à employer? Nous ne le pensons pas, et nous croyons, au contraire, qu'en usant de la plus grande prudence, et en surveillant avec soin l'action du médicament, on pourra s'en servir avec avantage.

Cautérisation. — Nous n'avons en vue ici que les cautérisations pratiquées avec le cautère actuel, nous réservant de traiter ailleurs de la cautérisation faite à l'aide de l'appareil Paquelin.

Deux méthodes ont été mises en œuvre. Tandis que certains praticiens se contentent de faire une ou plusieurs séries de cautérisations ponctiformes, le long de l'axe rachidien, d'autres tracent dans la gouttière vertébrale des véritables sillons. La première de ces méthodes n'est autre chose que l'application de pointes de feu. La seconde est plus énergique, mais par cela même elle a l'inconvénient de ne pouvoir être souvent répétée. De plus, elle est douloureuse, et sans partager le pessimisme de Leyden, qui paraît considérer les cautérisations comme bonnes tout au plus à aggraver les souffrances, il est permis de s'en préoccuper. Nous n'insisterons pas sur l'effet moral, quelque peu terrifiant, que peut produire la vue du fourneau mobile où l'on fait chauffer les cautères. Il est un reproche plus grave, qu'on peut adresser à leur emploi. Nous voulons parler des brûlures susceptibles de suppurer, ce qui n'est pas sans danger chez des malades dont la peau a une tendance marquée à se mortifier sous l'influence du plus léger traumatisme.

Cautérisations chimiques. — A côté de la cautérisation actuelle, viennent se ranger d'autres moyens, connus de longue date. Nous voulons parler des agents chimiques : pâte de Vienne, potasse caustique, etc., etc. Legroux se servait d'acide sulfurique dans le traitement des névralgies, et dessinait avec un pinceau trempé dans ce liquide les branches du nerf malade sur la peau du membre affecté. Douleur durable, application assez délicate, suppuration consécutive, tels sont les inconvénients des caustiques chimiques, quelle que soit d'ailleurs la substance employée. Nous croyons que, sans en rejeter systématiquement l'usage, il convient d'être prudent dans leur application. En effet, le danger que nous signalions à propos des cautérisations existe ici, il est même plus grand. La peau, dans les myélopathies aiguës, fonctionne mal, et quand on voit de simples excitations, des pressions légères, le frottement des draps, entraîner la production d'eschares avec leurs funestes conséquences, il semble rationnel de chercher à éviter les causes d'irritation durable de la peau.

D'ailleurs, il ne faut pas l'oublier, l'action du cautère est lente et persiste longtemps. Si, dans les paraplégies consécutives du mal de Pott, il rend de signalés services, il est beaucoup moins efficace contre un processus aigu, qui réclame une médication susceptible d'agir vite, sans léser trop profondément les téguments. On pourrait y avoir recours avec circonspection, si l'affection changeait d'allures et tendait à suivre une marche subaiguë.

Pointes de feu. — Cautérisations ponctuées avec l'appareil de Paquelin. — « On sait l'influence que les pointes de feu répétées ont sur la résorption de certains épanchements ; Charcot a vu des caries vertébrales être arrêtées par ce moyen. Il est donc permis aussi de penser à une influence dérivative sur le processus médullaire. » Cette supposition, formulée par Bernheim (1), est devenue une réalité depuis longtemps.

On sait de longue date que les états congestifs de la moelle sont notablement améliorés par les pointes de feu. Bon nombre de paraplégies par congestion médullaire se trouvent bien de ce traitement. Il est dès lors rationnel d'appliquer ce mode de révulsion à la myélite aiguë, dès son début. C'est ce qui a été fait, et dans toutes nos observations, son influence a été des plus heureuses. Nous n'insisterons pas sur les avantages du thermo-cautère : « Les pointes de « feu, dit M. Dujardin-Beaumetz (2), rendues si « commodes par l'invention du cautère Paquelin, « présentent les avantages d'une cautérisation éner- « gique sans le moindre inconvénient ; de plus, ces « cautérisations, qui n'amènent pas de plaies, peu- « vent être recommencées presque tous les huit « jours ; vous pratiquerez donc le long du rachis, et « suivant des séries parallèles à droite et à gauche « de la colonne vertébrale, des cautérisations ponc-

(1) Bernheim. Art. *Moelle.* Dictionnaire encyclopédique des Sciences médicales.

(2) Dujardin-Beaumetz. Leçons de clinique thérapeutique.

« tuées en nombre variable. Ces cautérisations sont
« préférables aux vésicatoires, etc. »

Nous n'avons que peu de chose à ajouter. Nous
dirons seulement qu'il est bon d'employer le cautère aussi chaud que possible. Quant au temps né-
cessaire à la cautérisation, nous pensons qu'il doit
être court. Toutefois, nous avons rencontré assez
fréquemment des malades qui préféraient la cautérisation effectuée avec lenteur. Il y a là une question de susceptibilité individuelle dont on doit tenir
compte, mais qui ne saurait d'ailleurs offrir une difficulté sérieuse dans la pratique.

*Emissions sanguines locales. — Ventouses scari-
fiées. — Sangsues.* — On pourrait s'étonner de nous
voir citer les émissions sanguines dans un travail
consacré aux révulsifs. La saignée locale est en effet
décrite partout comme moyen antiphlogistique. Elle
nous semble cependant avoir sa place marquée à
côté des agents que nous venons d'énumérer. En
effet, sans parler de son influence sur la circulation
générale, influence qu'elle ne pourrait avoir que si
elle était répétée souvent, elle exerce une action locale des plus nettes, et décongestionne les parties
profondes au profit de la peau. De là un double
avantage : en premier lieu, révulsion énergique avec
les ventouses, plus faible avec les sangsues. En second lieu, l'hyperémie qui fait partie intégrante de
toute inflammation médullaire est combattue et diminuée.

L'emploi de la saignée locale est donc formellement indiqué au début des myélites aiguës.« Il faut, « dit M. Bernheim (article *Moelle* du *Dictionnaire* « *encyclopédique des sciences médicales*), traiter les « myélites aiguës au début vigoureusement, et ins « tituer le traitement antiphlogistique qu'on a cou « tume d'appliquer à toutes les phlegmasies graves « en général : les saignées locales ou générales, « sangsues, ventouses scarifiées sur les côtés du « rachis, plus ou moins souvent répétées, suivant « les forces du malade et l'acuité des symptômes. »

Applications réfrigérantes. — Le froid peut être rangé à côté des révulsifs ordinaires; car son action, au début du moins, se rapproche beaucoup de la leur. La glace vient en première ligne, mais il est clair que les autres substances réfrigérantes, pulvérisations d'éther, chlorure de méthyle, pourraient remplir les mêmes indications.

Hammond fait précéder ses cautérisations de pulvérisations d'éther, au moyen de l'appareil de Richardson. L'anesthésie qu'il cherchait à déterminer nous paraît d'une utilité assez contestable; outre que la cautérisation de Paquelin n'est pas bien pénible, le froid produit doit être, à peu de chose près, aussi désagréable que la cautérisation elle-même. Mais la pulvérisation peut exercer une influence salutaire en stimulant les fonctions de la peau. On sait, en effet, que l'application à la surface du tégument d'une substance volatile, susceptible de produire du froid par son évaporation (alcool, chloroforme, éther, etc.), détermine d'abord une contraction de courte durée, puis une dilatation des vaisseaux de la peau. Or cet afflux sanguin périphérique est la manifestation extérieure d'un acte réflexe, consécutif à l'excitation cutanée ; et nous savons que cette même excitation est susceptible de déterminer, par voie réflexe, l'anémie de la moelle. (Vulpian, Claude Bernard.)

Au lieu de pulvérisations d'éther, on pourrait encore employer un autre procédé de réfrigération. Nous voulons parler des sacs à glace du Dr Chapman. Hammond en recommande l'emploi. Nous nous rappelons avoir vu appliquer ces sacs sur des malades atteints du choléra, dans le service de M. le professeur Peter. Ils étaient presque toujours bien supportés, et nous croyons avec Hammond qu'ils peuvent rendre de réels services pour la réfrigération du rachis.

Faradisation cutanée. — La faradisation cutanée doit être soigneusement distinguée, au point de vue de son mode d'action, de l'électrisation appliquée aux muscles ou aux centres. Pratiquée avec l'électricité statique elle est rarement efficace. Le meilleur mode d'emploi consiste dans l'usage du pinceau métallique. On obtient ainsi, par action réflexe, de puissants effets. Mais elle nous paraît devoir trouver son indication dans les paralysies secondaires aux maladies aiguës, dans les asphyxies, beaucoup plus que dans les maladies aiguës de la moelle. Nous n'en parlons donc que pour mémoire, et uniquement parce que, dans un cas pressant, elle pourrait rendre des services en présence d'une menace de syncope ou d'asphyxie.

Nous venons de passer en revue les différents révulsifs applicables au traitement des affections aiguës de la moelle. Il nous reste maintenant à rechercher quels sont ceux qui, par leur maniement facile et surtout par leur efficacité, nous semblent devoir mériter la préférence.

Une question se pose tout d'abord. La méthode révulsive, maniée avec énergie et dès le début des accidents, suffit-elle ? Faut-il, au contraire, lui adjoindre un traitement interne ? Nous pensons qu'à cet égard on devra se guider sur des considérations dans le détail desquelles nous ne pouvons entrer, et qui sont susceptibles de varier pour chaque malade. Mais nous estimons que si l'oubli ou l'omission volontaire des moyens médicaux est passible de quelques reproches, on commettrait une erreur bien plus grave en s'en tenant à ces moyens seuls.

En effet, nous ne connaissons pas de substance capable d'enrayer *à elle seule* l'évolution de la myélite aiguë. Même quand il s'agit de myélites syphilitiques, le traitement spécifique seul est insuffisant ; c'est une vérité bien connue des syphiliographes.

On avait autrefois fondé de grandes espérances sur les propriétés vaso-constrictives de l'ergot de seigle. M. Brown-Séquard lui attribuait une efficacité presque souveraine. Malheureusement, l'expé-

rience faite sur un grand nombre de malades est
venue démentir ces prévisions théoriques. Utile
dans beaucoup de cas, l'ergot de seigle n'a pas à
son actif une seule guérison complète. Il en est de
lui comme de l'iodure de potassium.

Mais ces moyens pharmaceutiques, impuissants
quand on veut les faire agir seuls, deviennent des
auxiliaires de premier ordre quand leur emploi est
associé à celui de la méthode révulsive, ou à l'électricité, ou à l'hydrothérapie.

Disons-le tout de suite, cette dernière fait plus de
mal que de bien dans les myélites aiguës. Utile dans
l'anémie médullaire, dans « ces paralysies *sine*
« *materia* qui apparaissent dans le cours des né-
« vroses, ou bien dans celles qui ont une origine
« dyscrasique et qui accompagnent la diphthérie
« et les maladies aiguës » (Dujardin-Beaumetz),
l'hydrothérapie est, suivant une heureuse expression du même auteur, « une arme à deux tranchants
qu'il faut manier avec une extrême prudence. » En
effet, là où elle ne fait pas de bien, elle nuit. Elle
congestionne la moelle : cela seul doit suffire à la
faire rejeter du traitement des myélites aiguës, où
l'indication capitale est, au contraire, de détruire
l'hyperémie médullaire.

L'électricité a fait ses preuves. La faradisation
cutanée est, avons-nous dit, un véritable révulsif.
Quant à l'électrisation proprement dite, depuis le
moment où Duchenne en a réglementé l'emploi et
bien posé les indications, elle est devenue un mer-

veilleux instrument, applicable surtout aux cas chroniques et aux atrophies musculaires secondaires aux
myélites aiguës. Contre le processus hyperhémique et
phlegmonique lui-même, elle pourrait peut-être
donner de bons résultats, mais comme elle n'a
jamais été employée seule, nous ne sommes pas en
mesure de nous prononcer.

Restent donc les révulsifs proprement dits, ceux-
là mêmes que nous avons énumérés dans le chapitre
précédent. Faut-il en employer un à l'exclusion des
autres ? Nous ne le pensons pas. Faut-il exclure le
traitement interne ? Nous nous sommes déjà expli-
qué sur ce point. Nous y revenons seulement pour
bien affirmer la valeur que nous attribuons aux
agents révulsifs. A notre avis, à la pratique ordinaire
qui consiste dans l'emploi de la révulsion à titre de
méthode adjuvante, il faut substituer la méthode
inverse. C'est la révulsion qui doit être avant tout
mise en usage.

Nous assignons le premier rang aux cautérisations ponctuées faites avec le thermocautère. Nous
n'hésiterions pas à recourir au séton. Quant aux
émissions sanguines, ce serait une grave faute que
de les négliger. Si l'on veut bien se reporter à l'observation de M. Peter, et si l'on se rappelle l'opinion
de M. Bernheim réclamant des révulsifs énergiques
dès le début, on se convaincra que plus la dérivation est active, plus le résultat est satisfaisant. La
meilleure conduite à tenir serait, pensons-nous,
celle-ci : des cautérisations ponctuées fréquentes.

Dans l'intervalle, des vésicatoires séchés rapidement et bien surveillés au point de vue de leur action sur l'appareil urinaire ; des badigeonnages iodés de temps à autre, si l'état de la peau le permet. On pourrait aussi se servir du coton iodé. Nous ne possédons sur ce dernier aucune expérience personnelle. Enfin, si nous étions appelé à un moment très rapproché du début, nous commencerions par les applications de ventouses scarifiées et de sangsues.

CONCLUSIONS.

I. — L'observation clinique démontre que certaines formes de myélites aiguës sont susceptibles d'être améliorées et même guéries par une médication énergique.

II. — La médication indiquée en pareil cas est la médication révulsive qui, employée vigoureusement, a donné des guérisons durables dans des cas désespérés.

III. — Il est utile que la révulsion soit énergique, quel que soit l'agent révulsif employé.

IV. — Parmi les agents révulsifs les plus recommandables semblent être la cautérisation ponctuée, les ventouses scarifiées, les vésicatoires.

V. — L'emploi des cautères est plutôt indiqué dans les cas où l'action thérapeutique doit être lente et durable, c'est-à-dire dans les myélites subaiguës ou chroniques.

BIBLIOGRAPHIE.

CHARCOT. — Leçons sur lès maladies du système nerveux,
     1873.
COMBY. — Bull. de la Soc. clin., 1881.
Dictionn. JACCOUD. Art. *Moelle*. — Hallopeau, t. XXII.
Dictionn. DECHAMBRE. Art. *Moelle*. — Bouchard, Bernheim,
     1874.
DUJARDIN-BEAUMETZ. — Leçon de clinique t... eutique
     t. II.
DUCHENNE (de Boulogne). — De l'électrisation localisée,
     1872.
FREY. — Berliner Klinik. Wochenschrift, 1874, nᵒˢ 44
     et 45.
GOLDTAMMER. — Berliner Klinik. Wochenschrift, 1876,
     nᵒ 25.
GRASSET. — Maladies du système nerveux.
HAMMOND. — Traité pratique des maladies nerveuses, trad.
     par Labadie-Lagrave. Paris, 1876.
LANDOUZY ET DÉJERINE. — Des paralysies spéciales aiguës
     à forme curable. Revue de méd., 1882.
LEYDEN. — Maladies de la moelle.
RENDU. — Bull. de la Soc. clin., 1881.
ROSENTHAL. — Traité des maladies nerveuses. Vienne,
     1870.
VULPIAN. — Clin. méd. de la Charité. Maladies du système
     nerveux, obs. LXXXVIII.

Paris. — A. PARENT, imp. de la Fac. de médec., A. DAVY, successeur,
52, rue Madame et rue M.-le-Prince, 14.

37511 00178398

9 782016 168288